AF463352

SUR LA

PATHOGÉNIE DES ACCIDENTS NERVEUX

CONSÉCUTIFS AUX

EXPLOSIONS DU GRISOU

PAR

Paul GAUDIN

Docteur en médecine de la Faculté de Paris,
Ex-externe des hôpitaux de Paris,
Ex-interne des hôpitaux de Marseille et de la clinique obstétricale,
Lauréat du Comité médical des Bouches-du-Rhône (1er prix 1887).

PARIS

A. DELAHAYE ET É. LECROSNIER, ÉDITEURS
Place de l'École-de-Médecine

1887

SUR LA

PATHOGÉNIE DES ACCIDENTS NERVEUX

CONSÉCUTIFS AUX

EXPLOSIONS DU GRISOU

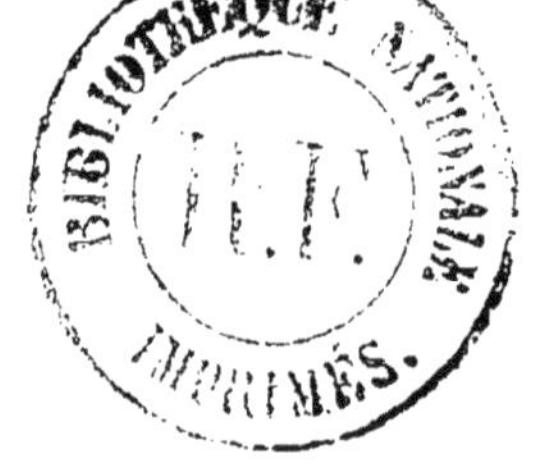

PAR

Paul GAUDIN

Docteur en médecine de la Faculté de Paris,
Ex-externe des hôpitaux de Paris,
Ex-interne des hôpitaux de Marseille et de la clinique obstétricale,
Lauréat du Comité médical des Bouches-du-Rhône (1er prix 1887).

PARIS

A. DELAHAYE ET É. LECROSNIER, ÉDITEURS

Place de l'École-de-Médecine

1887

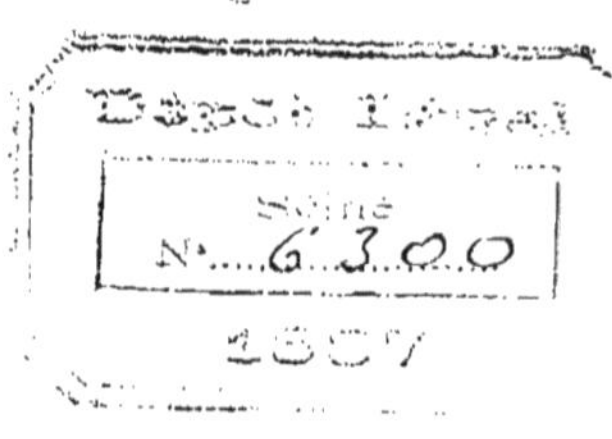

SUR LA

PATHOGÉNIE DES ACCIDENTS NERVEUX

CONSÉCUTIFS AUX

EXPLOSIONS DU GRISOU

INTRODUCTION ET DIVISION DU SUJET.

Dans la plupart des explosions de feu grisou, on retire de la mine, souvent fort loin de l'endroit où a eu lieu l'explosion, des mineurs qui ne présentent aucune lésion externe ou interne pouvant expliquer leur mort.

D'autres, sont retirés vivants, ou même se sauvent seuls, vivent quelques heures ou quelques jours, puis meurent avec des symptômes d'asphyxie.

Quelques-uns ont encore pendant longtemps des syncopes, des lipothymies ou des accidents nerveux, et finissent enfin par se rétablir. On a vu des troubles paraplégiques persister pendant plusieurs jours, puis se dissiper ou se terminer par la mort.

Plusieurs théories ont été mises en avant pour expliquer ces singuliers phénomènes.

La plus ancienne et la plus grossière, celle qui fut inventée par les mineurs eux-mêmes, est celle qui explique ces accidents par des *brûlures internes*. Les mineurs disent qu'ils *ont avalé le feu*.

Une deuxième théorie est celle de la commotion des centres nerveux et de la moelle qui expliquerait la mort par le choc traumatique de ces centres nerveux amenant un grand trouble de la fonction du pneumo-gastrique en particulier.

Une troisième théorie serait celle de l'intoxication aiguë par oxyde de carbone ou par les autres gaz méphitiques qui se trouvent en certaine proportion dans la mine, et qui augmentent de proportion lors d'une explosion.

Ces gaz provoqueraient, d'après quelques auteurs, une *névrite ascendante du pneumogastrique* qui pourrait expliquer les accidents.

Une quatrième enfin, qui nous paraît la plus probable dans beaucoup de cas, attribue ces accidents à la brusque décompression qui mettrait en liberté les gaz contenus dans le sang et produirait ainsi des *embolies gazeuses* et les troubles divers de la circulation.

Nous discuterons l'une après l'autre ces différentes théories, et nous essaierons d'amener quelques conclusions par l'examen de faits cliniques et expérimentaux.

Enfin si notre théorie parvient à se faire admettre comme étant la vraie dans la plupart des cas, nous en déduirons quelques conséquences thérapeutiques logiques que nous nous efforcerons de rendre précises, faciles et surtout pratiques.

FAITS CLINIQUES AYANT RAPPORT AU SUJET.

Ils sont peu nombreux et assez mal observés, non pas qu'ils soient rares, mais l'attentien n'a guère encore été portée de ce côté là ; et quand une catastrophe vient d'avoir lieu, on pense généralement à autre chose qu'à prendre des observations. Dans la *Loire Médicale* du 15 mai 1887, M. le Dr Guinand a publié un tableau des victimes de l'explosion de grisou du 15 octobre 1878, qui eût été très intéressant s'il avait été accompagné des symptômes cliniques observés; dans ce tableau nous avons les noms de huit victimes qui ont survécu de vingt-sept heures à vingt jours à leur accident. Plusieurs d'entre ces victimes n'avaient que des brûlures insignifiantes et sont mortes cependant. On ne peut tirer aucune conclusion.

M. Dujol, dans la *Loire médicale* du 15 juillet 1887, a publié les observations suivantes qui sont plus complètes.

Le sieur P., 29 ans, surpris d'une explosion à 10 h. 1/2 du matin, le 13 juillet 1883, eut des brûlures peu profondes (1er degré). Vomissements , rougeur du pharynx. Dans la première phase de sa maladie, son pouls est régulier à 54 pulsations, température 37,5.

Deuxième phase de sa maladie. A la fin du troisième jour, son pouls est à 116 et 124, sa respiration à 46 et 50 inspirations; ces troubles furent un peu plus marqués le quatrième et cinquième jour. Ni les anti-nerveux, ni les toniques, ni les révulsifs sur la région cervicale, ni le séjour à la campagne, ne donnèrent de résultat. Jamais la température ne dépassa 38° dans la période la plus aiguë. P. survécut et fut perdu de vue.

Le 24 septembre 1884, à une heure du matin, une explosion de grisou atteignit deux ouvriers, F. et B., qui présentèrent des symptômes graves le troisième jour et succombèrent, F. le cinquième et B. le sixième jour. F. se retira lui-même du puits après l'explosion, brûlures peu étendues aux mains, face et bras : pas de brûlures sur les muqueuses ; le pharynx était rouge. A trois heures du matin, le pouls était régulier, la respiration tranquille, pas de symptômes graves ; il pouvait causer naturellement.

Le 26 septembre, à 4 heures du soir, il se trouve oppressé subitement ; assis sur son lit, il avait fait ouvrir les fenêtres et cherchait l'air. La respiration atteignait 42, le pouls 102. Angoissé, il vomissait s'il prenait quelque chose, il resta ainsi 24 heures et mourut le 28 septembre au matin.

B., 54 ans, présenta les mêmes symptômes que F. Ils débutèrent au milieu du troisième jour, même angoisse.

Pouls fut de 108 à 116, respiration de 40 à 45, mourut le sixième jour après l'accident environ 20 heures après son camarade F...

M. Riembault, dans la *Loire médicale* du 15 août 1883, publie les cas suivants :

L.-X..., 40 ans, victime d'un coup de grisou, atteint de brûlures légères à la figure et à la partie antérieure de la poitrine, entre à l'Hôtel-Dieu de Saint-Etienne dans la matinée ; après un premier pansement, il se trouve assez bien pour se promener dans la cour de l'hôpital et mange comme d'ordinaire. La nuit suivante il dormit bien, le lendemain matin il était encore dispos ; mais vers le soir, il se sentit mal à l'aise, oppressé, et le surlendemain, la respiration était embarrassée, difficile, anxieuse. Le soir, il expirait.

Autopsie : Partie supérieure et postérieure du pharynx brune et sèche, rien au larynx, rien à la trachée. Muqueuse des bronches rouge lie de vin, celle des muqueuses et petites bronches paraît ramollie.

II. — R..., 33 ans, à la suite d'un coup de grisou survenu à 7 heures du soir, eut de légères brûlures à la tête et aux bras. Il fut conduit à l'hôpital, se coucha et dormit une partie de la nuit. Le lendemain matin, il respirait difficilement, assis sur son lit, oppressé, anxieux, en proie à un début d'asphyxie. A une heure, il expirait.

Autopsie : Rien au larynx, trachée un peu rouge, muqueuse des bronches est rouge lie de vin, et paraît dans les petites et moyennes réduite en bouillie. Nulle trace de rupture des poumons.

Puis dans le même journal du 15 novembre 1884, M. le Dr Chavanis :

Pierre Porte, 25 ans, fut atteint le 12 juillet 1883, par une explosion de grisou. Brûlé très légèrement, mais sur une grande étendue. Pendant 5 mois qu'il resta à l'hôpital de Saint-Etienne, se plaignit de maux de tête, vertiges, bourdonnements, faiblesse générale. Prétend que ses membres droits sont plus faibles que ceux du côté gauche. Grande accélération de la respiration R = 54. Rien d'anormal à la percussion ni à l'auscultation. Il est toujours oppressé et haletant, ne crache pas.

Accélération du rhythme cardiaque sans bruits anormaux ni intermittence. Le soir du quatrième jour, la respiration atteignit 58 et le pouls 152. La température était 38,2.

On voit qu'aucun des faits cliniques cités n'a de symptomatologie bien complète. Cependant en les considérant avec attention, nous pouvons y faire quelques remarques générales. Dans toutes ces observations, il y a des traits communs.

1° Les brûlures sont toutes insignifiantes et externes.

2° Les troubles nerveux n'apparaissent que le lendemain ou surlendemain de l'accident, c'est-à-dire qu'il s'écoule un laps de temps pendant lequel on ne note rien de saillant, aucun trouble ni du mouvement, ni de la respiration, ni de la circulation.

3° Les accidents consécutifs sont rapides, mais ne sont cependant pas subits ; ils sont progressifs.

4° Chez tous, il y a oppression, difficulté de la respiration, anxiété, en un mot, symptômes d'asphyxie progressive.

Il y a aussi des symptômes de dépression cardiaque.

On a toujours noté des troubles dans les deux fonctions de circulation et de respiration.

5° Le pronostic est très grave quoique tous les cas ne soient pas fatalement mortels.

J'ai eu l'occasion de voir un malade le 25 mars 1887 avec le Dr Reynaud à St-Étienne.

Cet homme s'était enfui seul du lieu du sinistre, le 1er mars. Il ne présentait pas de brûlures mais accusait une faiblesse générale et ne pouvait presque faire aucun mouvement dans son lit, sans voir survenir des symptômes de suffocation. Nous l'avons ausculté avec M. le Dr Reynaud, il avait un peu de bronchite et d'emphysème, il avait un souffle au cœur, à la base (anémique ou hydro-aérique ?).

Pendant que nous étions là, il eut une syncope, ou plutôt une lipothymie typique, avec ralentissement du pouls et contraction des pupilles. Sa femme que nous fîmes appeler de suite nous dit, qu'il en avait déjà eu deux ou trois depuis l'accident et toujours à la suite d'un effort quelconque.

Certainement ces observations sont bien incomplètes, et n'ont pas le contrôle de l'autopsie ; mais je crois que même devant des faits si mal observés, le médecin a le droit de chercher une explication quand les autres ne le satisfont pas. On a le droit d'avancer une idée avant que l'autopsie vienne la suggérer.

Comme dans toutes choses, ce ne sont pas les yeux qui voient, mais bien l'esprit par les yeux qui voit, on cherchera dans les futures autopsies et l'on confirmera ou réfutera la théorie s'il y a lieu.

Nous ne demandons pas davantage que de fixer l'attention sur un point encore peu éclairé.

CHAPITRE PREMIER.

Considérons un instant la première des théories émises, savoir celle des brûlures internes.

Cette théorie trouvée par les mineurs a rencontré l'appui de plusieurs savants.

M. Regnard, dans une communication qu'il fit à la Société de Biologie le 28 février 1880, conclut en ces termes :

« Beaucoup d'ouvriers, après l'accident, rentrent chez eux, se plaignant d'une douleur dans le larynx et la trachée, et ils meurent le lendemain. On dit dans ces mines qu'ils ont avalé le feu. En effet, ils ont des brûlures très nettes dans le larynx et la trachée, brûlures résultant de la combustion du mélange détonnant de ces conduits. J'ai observé la même chose chez des chiens qui survivaient aux explosions. Le résultat ordinaire est une pneumonie consécutive ou un œdème de la glotte qui enlèvent promptement le malade. »

Rien n'est moins net que les brûlures internes observées sur les mineurs. Nous avons eu l'occasion de visiter, à l'hôpital de Saint-Étienne, une dizaine de victimes de la catastrophe du puits Chatelus (catastrophe des 1er mars 1887 et 20 mars 1887). A tous nous avons examiné la bouche et la gorge.

Nous avons trouvé la langue blanche, mais ne présentant aucune trace de brûlures, pas même à la pointe, ni aucune exfoliation de la muqueuse buccale. La gorge était quelquefois un peu brunâtre, mais cette coloration est habituelle aux mineurs qui ont longtemps travaillé dans le charbon. Les lèvres étaient quelquefois boursouflées par les brûlures qui avaient atteint la face, mais jamais la boursouflure ne gagnait même les gencives. Aucun mineur examiné par nous n'avait les yeux brûlés, toutes les brûlures de la face étaient du premier ou du deuxième degré tout au plus.

M. Regnard dit les avoir observé sur les chiens qui survivaient aux explosions. Mais, dans ces expériences, M. Regnard conduisait la flamme provenant du mélange explosif jusques dans les bronches; il est évident qu'il devait produire des brûlures internes expérimentales, mais jamais le mineur surpris par une explosion n'est dans de semblables circonstances. L'explosion a lieu en un point de la mine, il ne s'en propage que le contre-coup. Les poussières qui sont en suspension dans la mine s'enflamment, il est vrai, et répandent l'incendie, mais jamais jusqu'au fond de la gorge et du larynx des mineurs. La colonne d'air qui pénètre dans le larynx et le nez ne peut pas tenir en suspension une si grande quantité de poussières sèches pour que l'incendie puisse se propager jusque dans leur intérieur. Puis lors d'une explosion on ferme instinctivement la bouche et l'orifice glottique, ainsi que les yeux.

Nous avons vainement cherché des observations authentiques de brûlures internes chez les mineurs. Au contraire nous avons trouvé que M. Dujol, médecin de la Compagnie des Mines de la Loire, dit, dans la *Loire médicale*, n'avoir jamais observé de brûlures internes par le grisou.

Il est très difficile de prouver ce fait par l'expérience, car il est presque impossible de placer un animal dans les mêmes conditions que se trouve le mineur dans la mine, avec les galeries, les sinuosités, et l'air circulant librement (1).

Mais les faits cliniques nombreux ne nous apportent que des faits négatifs à l'égard des brûlures internes. Nous avons observé entre autre le mineur qui avait mis le feu à la mine, qui occasionna l'accident du 20 mars 1887 à Saint-Étienne. Il était au premier rang pour avaler le feu. Il avait les mains,

(1) M. le Dr Bourguet, dans la relation qu'il fit de l'*Explosion de Grisou*, qui eut lieu le 14 février 1877 dans la mine de Graissessac, parle d'un cheval qui fut tué dans la mine.

L'autopsie qui en fut faite ne constata aucune trace de brûlure dans les naseaux, la bouche et le pharynx. On y a trouvé des poussières récentes dans les voies aériennes. Leur présence doit être attribuée aux derniers efforts d'inspiration, en raison de la profondeur qu'elles occupaient. On les rencontrait en effet dans des divisions bronchiques de 1 à 2 millimètres de diamètre. M. Bourguet fait remarquer que ce n'est pas le feu qu'on avale, mais tout au plus des poussières soulevées par l'explosion, et qui ne sont pas en ignition. Jamais M. Bourguet n'a constaté de brûlures directes des voies aériennes.

la figure et toutes les parties découvertes du cou et de la poitrine brûlés, mais ni les yeux ni la langue, ni l'arrière-bouche ne présentaient de traces de brûlures.

Nous nous croyons donc autorisé à conclure que dans les explosions de grisou, les *brûlures internes n'existent pas*. A l'appui de notre opinion, nous citerons les expériences de M. le Dr Riembault (*Extrait* des *Annales de la Société de médecine de Saint-Etienne et de la Loire*) et même une autopsie qu'il a eu l'occasion de faire chez un mineur, mort le lendemain d'un coup de grisou dans le mois de janvier 1882.

« Rien au larynx, trachée un peu rouge, seulement sur la bifurcation, la muqueuse des bronches est rouge lie de vin, et paraît dans les petites et moyennes détruite, réduite en bouillie. Nulle trace de rupture des poumons. Il n'y avait pas trace d'inflammation dans les poumons ainsi que l'a démontré l'examen microscopique fait par M. Gombault. » M. Riembault résume en ces mots : « Rien jusqu'à présent n'autorise à penser que, dans une explosion de grisou, la flamme pénètre dans les bronches et les brûle ; les faits que j'ai relatés semblent indiquer, au contraire, qu'elle n'y pénètre pas et que la cause de la mort, inconnue jusqu'à présent, a une origine qui n'a rien de commun avec le feu. »

Enfin citons encore trois autopsies faites par M. le Dr Guinand (*Loire méd.*, 15 mai 1887, p. 1287), lors de l'accident du 14 octobre 1878 à Rive-de-Giers. Les trois mineurs dont il relate l'autopsie, sont morts le 16 et 17 octobre, c'est-à-dire quarante à soixante-huit heures après l'accident. M. Guinand dit n'avoir observé aucune trace de brûlure au-delà des lèvres sur les muqueuses de la bouche et des voies respiratoires. Il affirme que c'étaient de simples brûlés sans lésions internes.

Donc la première des théories, celle *des brûlures internes, peut être mise de côté pour expliquer les accidents mortels avec symptômes d'asphyxie* qu'on observe quelques heures ou même quelques jours après l'accident.

Une vaste brûlure externe peut nous expliquer la mort consécutive avec les symptômes ordinaires de toutes les brûlures très étendues, mais elle ne nous expliquera pas les symptômes nerveux spéciaux aux cas que nous avons en vue.

CHAPITRE II.

M. le Dr Riembault pour expliquer les symptômes observés chez ces mineurs, invoque une commotion des parties supérieures de la moelle ; il se produirait, dit-il, « un phénomène comparable à la fulguration qui amène une suractivité passagère des centres nerveux suivie d'un affaiblissement fonctionnel qui va croissant jusqu'à l'abolition ».

Mais la fulguration, c'est-à-dire la commotion des centres nerveux, a précisément pour caractère de produire des effets mortels instantanés et non à échéance éloignée après une période de santé apparente.

Ou bien la commotion est assez forte pour tuer l'individu, ou elle ne l'est pas assez. Dans ce dernier cas on a noté des troubles nerveux variables depuis le simple engourdissement jusqu'à des paralysies. Mais tous ces accidents *débutent à partir de l'accident causal et vont en décroissant et se dissipent ordinairement assez vite*. Puis les symptômes sont différents. Dans la commotion cérébrale, on perd toujours la mémoire de l'évènement causal et des dernières impressions qui l'ont précédé.

Les mineurs, au contraire, racontent parfaitement les plus petits détails de l'explosion (1). Nous empruntons à Jack (*Allgem. Zeitung*, 4 juillet 1857) l'observation sommaire de trente personnes qui avaient été fulgurées.

Toutes se plaignaient d'un sentimeut de froid et éprouvaient des tremblements, quelques-unes avaient des engourdissements paralytiques, défaut d'irritabilité musculaire, muscles douloureux, pouls et battements du cœur faibles et irréguliers; la respiration était inégale, anxieuse. Tous ces troubles, paralysies, convulsions, se dissipèrent assez vite.

Quelquefois, on voit des contractures musculaires, des névralgies, des paralysies s'établir chez l'individu. Mais il est évident que cela n'a lieu que chez des nerveux, des prédisposés. De même qu'un traumatisme quelconque, le choc d'un accident de chemin de fer peut déterminer des paralysies et même des névroses chez des prédisposés ou héréditaires. Cependant, la durée la plus fréquente de

(1) Puis la foudre, quand elle tue, n'amène jamais une surexcitation passagère des centres nerveux suivie d'un affaiblissement allant jusqu'à la mort. La foudre peut être considérée comme un projectile (air et vapeur d'eau) qui, au lieu d'être propulsé, est attiré (par la différence de potentiel) et qui doit ses propriétés et ses effets (lumière, chaleur, force, commotion, etc.) à la seule vitesse dont elle est animée. La foudre tue en frappant, en commotionnant, et non en surexcitant les centres nerveux; elle est trop violente et trop rapide pour cela. Les centres nerveux ne peuvent pas la supporter et n'ont pas le temps de se laisser surexciter par elle. La foudre les impressionne mortellement ou les engourdit passagèrement.

ces troubles par commotion de la moelle est de quelques jours.

La mort, si elle n'est pas instantanée, est rarement consécutive.

Le modus moriendi, dans les cas mortels de commotion des centres nerveux, semble être un grand trouble apporté dans la respiration et la circulation.

L'ensemble des phénomènes accuse un processus d'asphyxie par trouble des fonctions du pneumogastrique.

Mais toujours ces symptômes d'asphyxie débutent avec la commotion, et la vie végétative ne peut guère s'éteindre que par asphyxie, c'est-à-dire par cessation de l'excitation des éléments anatomiques, par manque de l'excitateur ordinaire, savoir l'oxygène. L'asphyxie résulte dans ce cas des troubles fonctionnels des actes mécaniques de la respiration, ainsi que des modifications de la circulation par suspension des fonctions des parties supérieures de la moelle, du bulbe en particulier. *Mais nous voyons que toujours les troubles consécutifs à la commotion des centres nerveux, s'ils ne tuent pas immédiatement, débutent sans intervalle de temps de santé apparente. Ils sont une suite immédiate de l'accident initial.*

Dans le cas de commotion nerveuse, cette commotion est toujours générale, jamais localisée, si ce n'est dans les cas expérimentaux des laboratoires. Toutes les fonctions nerveuses sont atteintes au même degré, et jamais celles du pneumogastrique en particulier comme il faudrait l'admettre d'après l'hypothèse de M. Riembault.

On ne peut donc y rattacher les cas que nous envisageons dans lesquels les mineurs sortent de la mine sans troubles apparents et ne tombent malades que plusieurs heures après l'accident. Il se peut que la commotion en tue dans la mine, mais dans ce cas on les retire morts, et ils ne s'enfuient pas eux-mêmes, comme dans les observations qui font le sujet de notre travail.

CHAPITRE III

THÉORIE DE L'ASPHYXIE ET INTOXICATION PAR GAZ MÉPHITIQUES ET OXYDE DE CARBONE.

Lorsqu'on retire un houilleur mort sans lésions traumatiques apparentes, l'idée vient naturellement à l'esprit qu'il est mort asphyxié.

On sait, en effet, que l'air de la mine contient toujours quelques gaz irrespirables ou méphitiques. Il y a généralement insuffisance d'oxygène avec prédominance d'azote et d'acide carbonique, provenant des combustions respiratoires des mineurs, chevaux, etc. Si la ventilation n'est pas faite constamment et dans de bonnes conditions, il se dégage encore de certains filons de l'acide carbonique associé à de l'oxyde de carbone, et enfin du grisou qui est de l'hydrogène proto et bi-carboné (C_2H_4 et CH_4, gaz des marais et gaz oléifiant, tous deux irrespirables).

Il y a encore dans l'air de la mine un peu d'hydrogène sulfuré (H_2S) et d'ammoniaque (NH_3) qui proviennent des décompositions organiques, vieux bois, immondices, qui se trouvent dans la mine.

Ces gaz se rencontrent en proportion variable.

Ils sont de différentes densités et se liquatent, c'est-à-dire se superposent dans l'ordre suivant :

	Nom.	Nociveté.	Densité.
CH^2 CH^2	Hydrogène carboné.	Irrespirable...........	0.558
N	Azote.	—	0.976
	Air atmosphérique.	—	1.000
H_2S	Hydrogène sulfuré.	Toxique.........	1.191
CO^2	Ac. carbonique.	Irrespirable...........	1.529
CO	Oxyde de carbone.	Toxique.	

Voici, d'après M. Kuborn, une analyse de l'air d'une mine de houille dans les conditions ordinaires pendant la durée du travail.

Oxygène..................	18.40	pour 100
Azote....................	79.47	—
Hydrogène carboné.........	1.05	—
Ac. carbonique............	1.08	—

Nous avons vu que l'hydrogène carboné, plus léger que l'air, occupe la partie supérieure des galeries. Il n'est explosible que par son mélange avec l'air (5-6 0/0 en volume) qui lui donne l'oxygène nécessaire à sa combustion. Pour que cette combustion se produise, il faut la présence d'un corps en ignition tel qu'une lampe, un coup de mine, etc.

La déflagration produite par la combustion de l'hydrogène carboné ou grisou donne :

$$CH^4 + 2O^2 = CO^2 + 2H^2O.$$

Hydrogène carboné + oxygène de l'air = acide carbonique + vapeur d'eau, c'est-à-dire diminue la proportion d'oxygène de l'air à respirer, augmente la proportion d'azote, et forme un volume d'acide carbonique et deux volumes de vapeur d'eau qui se condensent. Sa combustion fait donc disparaître, après refroidissement, un volume double de celui qu'il occupait dans l'atmosphère.

Si la proportion de grisou augmente dans l'air, dépasse 12–14 0/0, le mélange devient moins explosible, mais s'enflamme encore. Dans la proportion de 20-25 0/0, l'explosion n'a plus lieu, le gaz est irrrspirable, non toxique, et impropre à la combustion.

Après l'explosion, il y a augmentation de gaz irrespirables, mais non toxiques.

J'insiste sur la différence qu'il y a entre *gaz irrespirable* et *gaz toxique*.

Au point de vue du résultat final, c'est la même chose pour le mineur, mais au point de vue des accidents consécutifs et secondaires, et surtout de leur pathogénie, il y a une différence capitale.

Un gaz irrespirable, prenons l'azote pour type, empêche seulement le sang de s'oxygéner, il n'a aucune action chimique directe sur le globule sanguin, il ne le modifie pas, il n'a qu'une action physique, inhibitoire sur ses fonctions. Il suffit de remettre le globule à l'air pur, de l'exposer à l'oxygène pour qu'il reprenne volontiers ses fonctions un instant empêchées. L'homme revient à lui sans aucune lésion de son sang. Il n'y a jamais de troubles nerveux consécutifs tels que nous allons en voir après le contact avec un gaz toxique, à moins toutefois que l'asphyxie ait dépassé la limite de la vitalité propre des éléments anatomiques eux-mêmes. Dans ce dernier cas, il peut survenir des accidents consécutifs et persistants.

L'acide carbonique et l'hydrogène carboné, c'est-à-dire la *majeure partie du grisou, sont irrespirables et non toxiques.*

Les gaz vraiment toxiques que l'on trouve dans la mine sont l'oxyde de carbone (peut-être l'hydrogène bicarboné) et l'hydrogène sulfuré qui est en quantité négligeable.

L'oxyde de carbone est un poison pour le globule. On sait, depuis Claude Bernard, qu'il produit une modification chimique, anatomo-pathologique du globule sanguin. Sa nutrition est viciée, sa vie intime est modifiée. Le CO a une grande affinité pour l'hémoglobine, il en a davantage que l'oxygène de l'air.

Il prend donc la place de l'oxygène dans le globule et le rend incapable d'en absorber de nouveau quand on remet l'individu à l'air pur. Il s'en suit une anémie par trouble de la qualité de la masse sanguine. *Il y a anémie par insuffisance fonctionnelle des globules sanguins.*

Ainsi non seulement l'action nocive de l'oxyde de carbone sur les éléments anatomiques est plus longue à temps égal d'exposition dans le milieu irres-

(1) Voir conclusions de la thèse de Simon. Paris, 1883, p. 30.

pirable qu'avec l'acide carbonique ; mais de plus il y a une lésion du sang qui persiste. On observe donc des troubles nerveux consécutifs, des ramollissements, des hémiplégies, paralysies, anesthésies, etc.

Plus tard, l'oxyde de carbone s'élimine. Les globules sanguins, atteints anatomo-pathologiquement, finissent aussi par s'éliminer avec plus ou moins de rapidité. Ainsi, le malade subit dans sa convalescence une diminution dans le nombre de ses globules sanguins. Il subit un certain genre d'anémie, qui nous explique que les accidents peuvent se déclarer non seulement pendant l'entrée et le séjour du poison dans le sang, mais encore au moment où il est éliminé. Cela explique encore la durée, la ténacité, et les récidives d'accidents dus à l'oxyde de carbone.

Il est démontré aujourd'hui que l'anémie des mineurs est due à une intoxication chronique oxycarbonée (1).

Examinons un instant les symptômes de l'intoxication aigue par l'oxyde de carbone (2).

Voici les symptômes constants que l'on peut noter et surtout dans leur *succession*, dans leurs moments relatifs d'apparition :

Avant que la vie soit en danger, on observe de

(1) Voir A. Manouvriez, 1878. Valenciennes, Anémie des mineurs d'Anzin.

(2) Voir thèse Simon, 1883, Paris. Th. Planteau, 1883, Bordeaux.

la céphalalgie, l'intelligence est obscurcie. Le malade essaye de fuir, mais il ne le peut pas, il ressemble à un homme ivre et tombe sur le sol, où que ce soit ; il n'a pas le temps de choisir une place. Surviennent alors des convulsions violentes, presque tétaniques (3). Si on vient au secours du malade à ce moment là, il reste dans un coma profond et seulement enfin surviennent les accidents consécutifs.

Les malades ressemblent aux sujets en état d'apoplexie, les membres sont dans la résolution complète, ils retombent lourdement si on les soulève. Quelquefois, on voit des hémiplégies, quelquefois des paraplégies. Si le coma cesse, on s'aperçoit alors qu'un membre refuse son service. Quelquefois, les paralysies arrivent les jours suivants, le lendemain, mais toujours on remarque *l'état comateux au début.*

Ces paralysies peuvent être soit locales, soit généralisées, surviennent aussi bien dans le membre supérieur que dans l'inférieur, même dans la face. On remarque aussi des paralysies viscérales et des troubles de la sensibilité disséminés sans symétries, ou des névralgies. On remarque enfin des troubles vaso-moteurs tels que : ecchymoses, rougeurs, zona, œdèmes locaux. Les troubles trophiques apparaissent presqu'en même temps que les troubles paralytiques et névralgiques.

On ne *rencontre la dyspnée, les palpitations et l'es-*

(1) Voir Expér. de Faure. Arch. de médec., 1856.

soufflement que dans les cas d'intoxication chronique, c'est-à-dire lorsque le malade est fortement anémique.

M. Simon, dans sa thèse, tire les conclusions suivantes :

Conclusion 7. — Dansla majorité des cas, les accidents sont dus à l'altération du liquide sanguin ; il y a lieu de comparer ces accidents par insuffisance fonctionnelle globulaire à ceux produits par insuffisance numérique des globules dans l'anémie. Le système nerveux ne reçoit plus qu'un sang altéré, incapable de le nourrir suffisamment pour qu'il puisse remplir ses fonctions. Les troubles trophiques et vaso moteurs reconnaissent pour cause soit l'absence prolongée de l'hématose, soit la névrite, soit une lésion primitive du système nerveux, soit une dilatation paralytique des vaisseaux périphériques.

Conclusion 8. — Les accidents dus à l'oxyde de carbone peuvent revêtir une marche aiguë et survenir pendant la période asphyxique ou survenir un certain temps après cette période ; ils peuvent succéder à la forme chronique de l'intoxication par oxyde de carbone.

Conclusion 9. — Les lésions du mouvement ne sont pas d'emblée généralisées, elles sont périphériques, nettement localisées, asymétriques, disséminées ; elles ont quelquefois une marche ascendante. Les névralgies ont une grande mobilité.

Conclusion 11. — La durée des accidents est généralement longue, les troubles vaso-moteurs disparaissent le plus rapidement, les troubles moteurs sont d'une longue durée, ces derniers sont quelquefois incurables.

Le pronostic dans la majorité des cas n'est pas grave, il l'est d'autant moins que les conditions d'existence du malade ne l'exposent plus aux vapeurs d'oxyde de carbone.

Dans toutes ces observations de troubles consécutifs à l'intoxication par l'oxyde de carbone, nous remarquons :

1° Ces paralysies motrices ont un début progressif, peu rapide;

2° Ce sont ou des hémiplégies, des paralysies motrices et sensibles, des lésions trophiques et souvent des troubles intellectuels;

3° Rarement les troubles nerveux n'attaquent que les membres inférieurs. Il y a généralement hémiplégie. Les paralysies portent surtout sur les membres supérieurs, le bras, la main ;

4° Jamais ils n'attaquent les fonctions de circulation et de respiration. Jamais il n'y a de mort subite consécutive. Jamais d'accidents d'angoisse, ni de symptômes d'asphyxie consécutive tardive ;

5° Ils guérissent généralement, le pronostic est bénin *quoad vitam* ;

6° Ou bien les troublements succèdent immédiatement à l'accident ou n'apparaissent qu'au bout de quelques jours, mais ils sont toujours *précédés d'un état comateux*. Aucun intoxiqué ne s'éloigne lui-même du lieu de l'accident.

M. Riembault et avec lui M. Huchard (Soc. de Biologie 7 mai 1887) ont bien trouvé à l'analyse spectrale du sang provenant de mineurs morts dans la dernière catastrophe du puits Chatelus, les raies caractéristiques du spectre d'absorption de sang oxicarboné.

Ils en ont conclu que les victimes avaient été asphyxiées. Mais nous avons vu quelle était la composition de l'air dans les conditions de travail d'une mine. Il y a toujours une certaine proportion d'oxyde de carbone et de Co .

D'autre part, nous lisons dans le Bulletin de l'Académie de médecine, séance du 19 avril 1887, une note de M. Riembault qui a fait l'analyse de l'atmosphère de puits Chatelus 3 jours et 5 jours après la catastrophe. Or nous avons appris que le feu était à la mine depuis l'explosion, c'est-à-dire depuis 5 jours; il n'est pas étonnant qu'on ait trouvé de l'oxyde de carbone de 33 p. 100 et de 2,54 p. 100. Mais cela ne prouve pas que lors de l'explosion les mineurs aient été asphyxiés par l'oxyde de carbone.

Le sang des mineurs victimes, remis par M. Cailletet le 9 mars 1887 à M. Hénocque, présentait une odeur de putréfaction et de nombreuses bactéries en chainettes mobiles. Or on sait que le sang franchement oxy-carbonné résiste très longtemps à la putréfaction et entrave peut-être le développement des bactéries. Puis il ne suffit pas de trouver les deux raies d'absorption de l'oxyde de carbone pour affirmer qu'un individu a été intoxiqué par CO. Il faut connaître exactement les circonstances dans lesquelles il était avant l'accident, et la dose d'oxyde de carbone. Ce n'est pas parce que l'on trouve de l'arsenic dans le foie d'un individu que l'on ose affirmer qu'il est mort empoisonné par l'arsenic. Il faut encore examiner si les symptômes morbides sont concordants avec ceux que l'on a observés d'une manière certaine. Toutes ces données manquent.

Il est probable que tous les mineurs présenteraient les deux raies d'absorption de l'oxyde de carbone au spectroscope. Leur anémie a pour une de ces principales causes, cette intoxication chronique par l'oxyde de carbone et l'acide carbonique. On rencontrerait de ces intoxications aiguës par CO, dans d'autres circonstances que dans les explosions de grisou; car nous voyons que l'explosion de grisou a pour effet non de dégager davantage d'oxyde de carbone, que dans les conditions normales, mais de dégager davantage d'acide carbonique et d'azote, gaz irrespirables et non toxiques et ne donnant rien de spécial à l'analyse spectrale.

Puis, si l'intoxication par les gaz délétères doit être incriminée, elle ne saurait l'être dans les cas où les mineurs, sortis des galeries presque aussitôt après l'accident, n'en ont pas moins succombé quelque temps après.

L'observation journalière de tous les empoisonnements par l'oxyde de carbone démontre que l'intoxication du sang demande un temps relativement long. Que l'individu dans la première phase de son empoisonnement a des symptômes qui l'avertissent du danger. Dans l'intoxication aiguë, dans une température très élevée, l'individu, l'animal, meurt dans des spasmes violents et en poussant des cris. Buchner de Munich a cité un cas analogue chez un individu mort dans une explosion de gaz d'éclairage.

Certainement après l'explosion de grisou, une partie de l'oxygène de l'air a disparu et est remplacée par de l'acide carbonique mélangé à un peu d'oxyde de carbone. L'air est donc devenu moins respirable qu'avant. Mais alors il faut admettre que l'ouvrier tombe en syncope par terre, y rencontre un air plus dense, irrespirable et s'y asphyxie. Un asphyxié par les vapeurs de charbon se souvient encore du stade très douloureux des maux de têtes aux tempes et en cercle autour de la tête. Soixante mineurs qui furent surpris en même temps par des vapeurs de charbon dans les mines de Wanlockead accusèrent cette sensation. Ensuite vient un malaise général, des bourdonnements d'oreilles, tournements de tête, anxiété précordiale, enfin des vomissements. Aucun des mineurs échappés du lieu du sinistre et ayant eu des accidents consécutifs ne se souvient de ce stade de l'intoxication (1).

(1) M. Servel et Dujol, dans la *Loire Médicale* du 15 juillet, émettent l'opinion que ces accidents nerveux consécutifs pourraient avoir pour cause une inhibition centripète du pneumogastrique, La cause de ce trouble de fonctionnement du pneumogastrique serait une névrite ascendante débutant par les terminaisons des rameaux pulmonaires ou bronchiques

Nous avons pu remarquer que dans tous les cas d'asphyxie par CO, si rapide qu'elle soit, il y a une lutte dans l'agonie qui se traduit sur le cadavre par les traits crispés et les membres dans une attitude contournée. Une chose qui a surpris tous les observateurs des victimes du grisou, est l'attitude calme, naturelle, dans laquelle on trouve les mineurs. Souvent ils sont dans la position que leur imposait leur travail. M. Bourget le remarque dans la relation de l'accident de Graissessac (1).

M. Guinand dit qu'en 1871 au puits Jabin à Saint-Etienne, on trouva onze ouvriers près de l'ouverture de sortie d'air. Ils étaient morts assis, dans une posi-

de ce nerf. La cause de cette névrite serait l'irritation produite par le courant gazeux toxique ou la bronchite consécutive.

Mais on devrait avoir de ces cas d'inhibition centripète du pneumogastrique aussi dans tout autre circonstance où un individu est en contact avec du gaz CO. De même toutes les autres causes d'irritation des bronches (bronchites) devraient faire craindre une inhibition centripète du pneumogastrique.

Je ne connais pas d'observations dans la science qui viennent confirmer cette explication. Puis la marche fatale de cette névrite en trois jours serait bien rapide malgré la nociveté de CO.

(1) On sait que dans la mort par asphyxie on trouve toujours le poumon gorgé de sang et des caillots dans le cœur. Je ne veux pas nier qu'on n'en est pas trouvé chez les mineurs, les autopsies sont trop peu nombreuses, mais je ferai seulement remarquer qu'un cheval qui fut tué dans la mine de Graissessac n'avait pas le poumon congestionné et le cœur droit était sans caillots.

tion très naturelle et avaient tous quitté l'endroit où ils travaillaient pour tâcher de sortir par cette ouverture. Il n'y a donc pas même eu dans ce cas, syncope d'abord, et asphyxie ensuite, sans cela ils n'auraient pas pu fuir.

Je crois donc que nous sommes autorisés à chercher l'explication des faits qui nous occupent dans une autre théorie, celle de l'intoxication par l'oxyde de carbone nous présentant trop d'objections et ne nous satisfaisant pas suffisamment.

CHAPITRE IV

Enfin vient la dernière théorie qui a été émise pour la première fois dans le genre d'accident qui nous occupe par M. le Dr Reynaud, le 21 octobre 1884 à la Soc. de Médec. de St-Étienne.

Il explique ces accidents nerveux consécutifs, par la *décompression brusque* qui se produit après la déflagration du grisou.

M. Reynaud dit ceci :

« L'air des galeries raréfié ne fait plus équilibre à la tension des gaz du sang qui, remis en liberté, sont projetés sous forme de bulles dans les capillaires des centres nerveux et surtout du bulbe et produisent des troubles respiratoires et la mort rapide ».

C'est à cette dernière théorie que nous nous rattachons, nous allons essayer d'en prouver la possibilité et si possible la réalité.

Nous en déduirons ensuite quelques déductions thérapeutiques.

§ 1er. — *Lors d'une explosion de grisou, le mineur subit-il une compression et une décompression brusque?*

Cette idée n'est pas absolument nouvelle, car nous trouvons dans les Mémoires de l'Académie des

Sciences pour l'année 1768 un article de Jars en ces termes :

« Dans le nombre de ceux qui sont tués, il y en a qui à peine ont des marques de brûlures, d'autres qui sont entièrement rôtis, d'autres enfin qui n'ont aucune blessure extérieure. Les effets de ce mauvais air sont fort singuliers. Je crois pouvoir les comparer à ceux de la poudre qui serait renfermée dans un endroit où il n'y aurait point de circulation d'air et qui prendrait feu tout à coup. Les personnes qui se trouvent à portée de la flamme sont rôties ; les autres souffrent par la prompte et grande dilatation de l'air qui se fait tout à coup, mais sont suffoquées immanquablement si elles ne se mettent à l'abri de la subite condensation et compression de l'air qui lui succède. Elles y parviennent en mettant le visage dans la boue. On m'a assuré que lorsqu'il y a explosion de mauvais air, il y a plus d'ouvriers tués par ce qu'on nomme retour de l'air et que je nomme condensation que par le feu ».

L'idée de Jars est juste, mais il ne pouvait en analyser les phénomènes plus intimes.

Examinons d'abord si l'homme subit réellement une décompression dans les explosions de grisou, et à combien d'atmosphères elle peut être évaluée.

Quand un volume de grisou détonne, l'explosion produit une très haute élévation de température. M. Riembault l'évalue à 1400°. Cette élévation de température dilate les gaz contenus dans la mine. Il s'ensuit donc une forte expansion de tout le milieu ambiant dans lequel se trouvent les mineurs.

Puis lorsque l'explosion a été produite, il y a condensation de la vapeur d'eau. Nous avons vu en effet qu'un volume d'hydrogène protocarboné ou grisou, plus deux volumes d'oxygène qui lui sont nécessaires pour détonner, produisent un volume d'acide carbonique et deux volumes de vapeur d'eau.

$$CH^4 + 2O^2 = CO^2 + 2H^2O.$$

La vapeur d'eau une fois condensée, il disparaît un volume double de celui que l'hydrogène protocarboné occupait. Il y a donc raréfaction de l'air des galeries.

C'est ce que les mineurs savent bien, car voici le récit qu'ils font tous des explosions de grisou : Ils ont la sensation au goût, à la gorge, de ce qu'ils appellent le mauvais air qui les étouffe. Il a un goût de soufre dû aux proto et deutocarbures d'hydrogène qui s'y trouvent. Ce mauvais air est un présage d'explosion. Elle se produit. Tout le monde est renversé ou se jette par terre, et tous ont une grande difficulté de respirer. Cela dure quelques secondes, et alors ils ont nettement la sensation du bon air qui revient, c'est-à-dire de l'air qui rentre par l'embouchure de la galerie. Cet air est respirable et leur fait subir un contre-coup.

C'est le même phénomène qui se produit après la décharge d'un coup de fusil, l'air atmosphérique rentre violemment dans le canon du fusil, comme quand la galerie de la mine n'a qu'une issue.

Les ouvriers qui ne sont pas tués lors de l'explosion, soit par traumatismes, soit par commotion violente des centres nerveux, soit par tout autre cause, peuvent donc bien subir l'effet de la décompression consécutive.

M. le professeur Proust, dans le rapport à M. le Ministre des travaux publics au nom de la Commission d'Hygiène publique de l'Académie de médecine, évalue cette pression à six atmosphères et comme les gaz sont à ce moment à une température très élevée, ils se refroidissent facilement. Il se fait un retrait du volume d'air que l'on peut évaluer à 20 0/0 du volume primitif.

C'est ce retrait qui appelle l'air extérieur avec une grande violence. Dans un coup de grisou, le mineur est donc comprimé jusqu'à six atmosphères au moins, puis décomprimé au-dessous de la pression normale.

En évaluant la compression à six atmosphères, on reste sans doute au-dessous de la vérité, car d'après les effets destructeurs de l'explosion, on peut admettre que cette phase de dilatation est encore plus considérable.

Puis si la compression est de six atmosphères, comme nous voulons bien l'admettre, et la décompression consécutive au-dessous de la normale de une atmosphère seulement comme nous voulons bien le supposer, le mineur subira une variation de pression qui sera la somme algébrique de ces deux évaluations, c'est-à-dire sept atmosphères au minimum. Or il est à remarquer que dans les expériences de

P. Bert que nous allons voir, c'est à partir de six atmosphères que les troubles nerveux apparaissent si la décompression a lieu brusquement; à partir de huit atmosphères, les chiens et les chats ont presque tous eu des accidents mortels.

Si nous partons de la formule théorique et approximative $CH^4 + 2O^2 = CO^2 + 2H^2O$, nous pouvons en déduire les calculs suivants :

L'air de la galerie est d'abord à la température et à la pression normales, c'est-à-dire 30° de chaleur environ et une atmosphère de pression.

L'explosion provient de ce qu'une petite quantité du mélange explosif vient au contact de la flamme d'une lampe ou d'une autre source de chaleur suffisante pour la porter de 75°, température à laquelle le grisou fait explosion. L'explosion élève la température jusqu'à 1.400°. En sorte que l'on peut considérer la masse gazeuse comme portée brusquement à 1.400°.

Il en résulte une compression qu'il est facile de calculer avec la formule de dilatation des gaz. Le coefficient des gaz étant 0.00367, la formule sera :

$$V_{1400} = V\ (1 + 0{,}00367 \times 1400) \text{ ou } 6{,}138.$$

La compression subie, sera de 6 atmosphères 138. Immédiatement après l'explosion il y a une décompression due au refroidissement brusque de la masse qui a fait explosion et aussi à la condensation des deux volumes de vapeur d'eau qui se sont produits par l'explosion.

La masse de vapeur d'eau et de CO^2, résultat de l'explosion et qui occupaient trois volumes, n'en occupe plus qu'un, et ceci instantanément, il en résulte une diminution de pression au-dessus de la normale égale au 2/3 d'une atmosphère, c'est-à-dire que la pression dans les galeries n'est plus que le 1/3 de l'atmosphère est évaluée en millimètre de mercure 1/3 de 760 c'est-à-dire 253 mill.

Voici donc les phases successives qui se produisent dans un temps *très-court*.

1° Compression de la masse d'environ 6 atmosphères. (Expansion.)

2° Décompression ou retrait d'environ 2/3 de la pression normale. Somme algébrique de la variation de pression : 7 atmosphères.

Puis il se produit encore quelques légères oscillations au delà et en deçà de la pression normale jusqu'à ce qu'enfin l'équilibre se rétablisse.

Il est évident que, partis d'une formule approximative, ces calculs sont approximatifs et calculés au minimum. Pour avoir des chiffres exacts, il faudrait établir dans les mines des manomètres enregistreurs à maxima et à minima qui sont encore à construire.

M. Reynaud a fort judicieusement comparé les accidents consécutifs qui surviennent chez ces mineurs, aux accidents qui surviennent chez les scaphandriers décomprimés trop brusquement et quelque rapide que soit la période pendant laquelle il y a tendance au vide dans la mine, elle place néanmoins le mineur dans une situation analogue à celle du scaphandrier brusquement décomprimé.

Cependant nous ferons remarquer immédiatement qu'il y a analogie de cause, mais non de conditions dans lesquelles sont placés le scaphandrier et le mineur.

Le scaphandrier n'est jamais comprimé et décomprimé aussi brusquement que ne l'est le mineur.

Le scaphandrier reste un temps relativement très long sous pression, le mineur, pas du tout.

Le sang du scaphandrier a le temps de prendre en dissolution une quantité de gaz de l'air un peu plus grande que le mineur qui n'a pas d'air en excès dans le sang. Le mineur a dans son sang la quantité d'air qui fait équilibre à la pression qu'il supporte.

A priori le dégagement des gaz du sang par décompression brusque sera plus considérable chez le scaphandrier que chez le mineur.

Il y a donc analogie de cause, savoir, la *variation brusque de pression* ; mais non de conditions dans lesquelles se fait cette variation. C'est très important pour les phénomènes consécutifs.

Le seul argument sérieux que l'on pourrait opposer dès maintenant à notre théorie serait celui-ci : Le temps de compression que subit le mineur vis-à-vis du scaphandrier est trop court pour saturer ses globules de gaz. Puis, dans le sang l'oxygène et l'acide carbonique n'obéissent pas aux lois de la physique. Ces gaz forment avec le sérum et les globules des composés chimiques et non de simples dissolutions. Mais ces composés chimiques sont très peu stables, car l'oxyhémoglobine abandonne de son oxygène dés que la pression s'abaisse. L'azote du sang n'entre dans aucune combinaison et se trouve en grande quantité même à la pression normale.

La combinaison et la décomposition de l'oxygène avec l'hémoglobine se fait d'après des lois qui ne sont ni purement physiques ni purement chimiques sous les différentes pressions.

Le globule sanguin est une cellule vivante qui possède plus que des propriétés purement physico-chimiques. L'azote seul serait dans le sang à l'état de pure dissolution.

A la pression ordinaire l'hémoglobine oxygénée a acquis un état de saturation particulier qui lui donne une sorte d'indifférence chimique vis-à-vis de l'oxygène libre.

Elle ne se modifie sensiblement qu'avec une extrême lenteur et sous de très hautes pressions. Il lui faut des pressions plus considérables que n'en supporte jamais le scaphandrier. *Donc pour ce qui est de la quantité de gaz contenus dans le sang du mineur et du scaphandrier, ils sont dans des conditions sensiblement analogues.*

Je ne parle pas des accidents d'intoxication dus à l'oxygène que P. Bert n'a vu apparaître qu'à partir d'une pression vingt fois supérieure à la normale. Le mineur et le scaphandrier ne diffèrent de conditions qu'au point de vue *du temps d'exposition* sous une certaine pression et du *temps de décompression* qui est infiniment plus brusque chez le mineur que chez le scaphandrier. Entre certaines limites la pression elle-même n'a pas beaucoup d'influence sur la quantité de gaz contenu dans le sang. Ce n'est que la rapidité de la variation de pression qui a de l'importance pour la mise en liberté des gaz du sang (1).

§ 2. — *Quels sont les effets cliniques et expérimentaux consécutifs à une compression et décompression brusque?*

Cette question a été étudiée spécialement par P. Bert, c'est à lui que nous empruntons le plus de

(1) Les auteurs se creusent la tête pour savoir ce qu'ils doivent attribuer à la compression, et ce qu'ils doivent attribuer à la décompression.

Ce n'est qu'une querelle de mots.

La compression comme la décompression ne sont que deux états passagers relatifs à une pression habituelle. Cette pression habituelle peut être la pression barométrique ou une autre. L'organisme s'y adapte au bout de quelques instants.

La proportion de gaz dans le sang s'équilibre, il n'y a d'important que la variation de pression comme cause ; et la variation plus ou moins brusque comme effets consécutifs, c'est-à-dire le mode suivant lequel se fait cette variation, sera la seule chose qui fera varier l'intensité des symptômes morbides et leurs moments d'apparition.

renseignements à ce sujet : (Voir Pression barométrique 1875.)

P. Bert a montré par ses expériences que dans les cas de décompression brusque, les gaz du sang peuvent fort bien être mis en liberté et qu'il s'ensuivait des phénomènes d'embolie gazeuse avec ses accidents consécutifs.

Citons quelques-unes de ses nombreuses expériences. (Pression barom. p. 939 ch. IV.)

Expér. 524. — Chat mâle, très vigoureux. Comprimé à 10 atmosphères. Décomprimé brusquement. Saute bien portant en apparence hors de l'appareil, et va se cacher sous un meuble ; une demi-heure après, on l'y retrouve paraplégique. Membres postérieurs raides avec ongles sortis ; ils sont sensibles ainsi que la queue, mais n'obéissent plus à la volonté. On fait rendre à l'animal des urines sanglantes qui contiennent des spermatozoïdes. — Autopsie. Rien de notable aux poumons, au cœur, au cerveau. Pas d'hémorrhagies ni de congestion médullaire ; mais au niveau des deux dernières vertèbres thoraciques et des deux premières lombaires, existe un ramollissement médullaire, tellement avancé que sur certains points (dernière thoracique), la moelle s'écoule comme de la crème. On y retrouve au microscope des éléments nerveux intacts, sans trace d'épanchement sanguin.

Expér. 525. — Chat porté à 10 atmosphères. Après 9 minutes de compression, est décomprimé en 3 minutes. Sorti de l'appareil, court en tous sens comme effaré. 10 minutes après, commence à se paralyser du train postérieur. Pupiles contractées, 140 pulsations régulières ; 36 respirations difficiles et irrégulières. Motricité et sensibilité complétement abolies dans les membres postérieurs et la queue. 10 minutes après, plus de respiration. Mouvements du cœur toujours réguliers.

A l'autopsie, qui se fait immédiatement, les oreillettes se contractent encore; en piquant celle de droite, il en sort du sang battu d'air et mousseux, celle de gauche au contraire ne contient pas d'air. En mettant à découvert la moelle, on voit dans les veines des voisinages une grande quantité de petites bulles d'air ; il en sort également des vaisseaux de la moelle divisés en travers. Pas de traces d'hémorrhagie ni de congestion médullaire.

Et dans l'expérience 526 aussi. Meurt le lendemain avee paralysie des membres inférieurs. Toujours à l'autopsie on trouve la moelle épinière un peu ramollie, avec un mélange d'air et de sang dans les veines des voisinages. Il sort de l'air des vaisseaux de la moelle.

Voir aussi les expériences suivantes de P. Bert.

Plus loin, page 962, M. P. Bert fait les réflexions suivantes :

Le plus souvent les accidents ont consisté dans une paralysie tantôt légère, tantôt transitoire, tantôt durable et persistante pendant plusieurs jours, tantôt enfin devenant rapidement ascendante et entraînant la mort par asphyxie dans le laps de quelques heures.

Et plus loin page 964 :

Ce sont bien les gaz du sang qui, sous l'influence de la décompression repassent à l'état libre et occasionnent des accidents comparables à ceux d'une injection d'air dans les veines. Mais ce ne sont pas les trois gaz du sang qui repassent à l'état libre, mais l'azote seulement. Car la proportion d'oxygène et d'acide carbonique n'augmente guère dans le sang par la pression. P. Bert en a fait l'analyse directe. Le sang est donc traversé par de petites bulles d'azote avant de se collecter dans le cœur droit.

Plus loin, p. 966, M. P. Bert fait les remarques suivantes :

C'est d'abord une chose assez étonnante que l'intervalle de 5, 10, 15 minutes qui s'écoule presque toujours entre le moment de la décompression et celui de la paralysie, soit que le gaz ne se dégage pas aussitôt dans le corps tout entier, soit qu'il faille un certain temps pour que les bulles d'air aillent intercepter la circulation médullaire.

Page 968, P. Bert dit encore :

Troisième point curieux, c'est constamment (sauf dans une seule expérience, p. 562) par le train postérieur que nous avons vu commencer la paralysie. Pourquoi ce lieu d'élection. « Est-ce une explication suffisante que de dire : « la région lombaire de la moelle est celle qui travaille le plus pendant que l'animal saute ou court ? Je me contente de rappeler que la paraplégie est aussi l'accident le plus fréquent chez les plongeurs et les ouvriers des tubes.

Nous pourrions encore citer des faits cliniques pris dans la thèse de M. Gal (Thèse de Montpellier, 1872) sur les accidents dûs à la décompression brusque survenue sur des scaphandriers.

Nous en citerons une ; la seule observée par Gal où il y eut des accidents graves, et celle dont la symptomatologie est la moins incomplète :

Obs. V *de Gal.* (*résumée*). — Quidelleur, 28 ans, plonge pendant une heure à 28 mètres de profondeur le 20 janvier. Il y subit une pression de 3 atmosphères 8 dixièmes. Il est décomprimé. Le 21 janvier, à 5 heures du soir, il se plaint pour la première fois de douleurs dans tout le corps, dont le maximum paraissait siéger dans le ventre et la poitrine. Pouls 70 pulsations, il est *fortement déprimé. Respiration un peu fréquente et saccadée.* Le 22 janvier, à 11 heures du soir, le malade ne peut plus uriner. Sensibilité et motilité presque abolies dans les membres inférieurs. Ses jambes ue peuvent le supporter. Le 23 janvier, la sensibilité est toujours affaiblie dans les membres inférieurs. Pouls 70, dépressible. Le soir, la paraplégie a cessé. Le malade va de mieux en mieux jusqu'au 27 janvier. Brusquement, le 1er février, il se lève, monte sur le pont ; on s'aperçoit à peine qu'il a été paralysé.

Même dans la thèse de M. Gal, il n'y a qu'une symptomatologie incomplète sur tout ce qui concerne les fonctions de circulation et de respiration. Il n'y a aucune autopsie de relatée et dans ces cas l'autopsie de la moelle est indispensable.

M. Gall cite encore plusieurs observations où il y a toujours eu comme symptômes observés :

1° Paralysie des membres inférieurs seulement : vessie et rectum ;

2° Les accidents ont toujours apparu de un quart d'heure à vingt-quatre heures après la décompression ;

3° La terminaison a presque toujours été mortelle ou la paraplégie a persisté plusieurs mois.

Le fait, une fois acquis, que la décompression brusque dégage les gaz du sang, même lorsque les globules ne sont pas saturés et occasionnent des accidents nerveux à longue échéance, nous allons en examiner les symptômes, les mettre en parallèle avec ceux observés sur nos mineurs et enfin tenter une explication.

Couty nous a montré, dans son excellente thèse (Th. Paris, 1875), les accidents consécutifs à la présence de gaz intravasculaires.

Il nous a démontré *que l'air tue en quelques minutes par le cœur lorsqu'il se trouve dans le système veineux, et en quelques heures par le système nerveux lorsqu'il se trouve dans le système artériel.*

Tillaux, à la suite d'expériences, dit aussi dans son livre d'anatomie topographique (p. 463) :

Injecté dans les veines, l'air agit sur le système cardio-pulmonaire ; injecté dans les artères, il agit spécialement sur le système nerveux,

Voyons un peu, d'après Couty, comment l'air injecté dans les vaisseaux se comporte, et quels sont les symptômes tels qu'ils apparaissent dans leur succession.

Nous avons fait nous-même quelques expériences à ce sujet dans le laboratoire de physiologie de M. Livon, à Marseille, qui ont donné des résultats identiques à ceux observés par M. Couty.

§ 3. — *Pathogénie des accidents observés lors de la présence de l'air dans le sang, quel que soit son mécanisme d'arrivée.*

Chez les mineurs comme chez tous les décomprimés, les gaz du sang sont mis en liberté aussi bien dans le système veineux que dans le système artériel et cependant, P. Bert, dans ses autopsies, n'a trouvé de l'air que dans le système veineux. Cela s'explique :

1° Il y a probablement plus de dégagement de gaz dans le sang veineux que dans le sang artériel parce que la présence du sang dans le système artériel est déjà de 1/4 d'atmosphère à l'origine de l'aorte et va en diminuant vers les capillaires.

2° On ne trouve à l'autopsie que du sang dans le système veineux, parce que la circulation artérielle tend à pousser les bulles d'air vers la périphérie, tandis que la circulation veineuse tend à pousser les bulles d'air vers le cœur droit et à l'y collecter.

Les symptômes de troubles fonctionnels ne s'observent pas tout de suite, il s'écoule un laps de temps très long de santé apparente. Dans une décompression le dégagement de gaz se fait en petite quantité, mais sur presque toute l'étendue de la quantité sanguine, tandis que dans une injection d'air dans un vaisseau la quantité de gaz est très considérable mais localisée.

Les accidents ne surviennent que quand l'air est venu se collecter dans le cœur droit. Dans les gros vaisseau la présence de l'air n'a qu'une médiocre influence et l'on est toujours étonné de l'immense quantité d'air qu'il faut injecter à un chien avant de voir survenir le premier accident. Dans le cas de décompression, il faut un certain temps avant que le sang soit collecté au cœur droit. L'air qui se trouve dans le système artériel, en bulles très petites, est poussé vers les capillaires où il *ralentit la circulation, mais ne l'intercepte pas complètement.*

En tous les cas, il est une chose bien certaine et évidente, c'est que lorsque il y a de l'air dans le sang, c'est la circulation qui *est la première fonction troublée et cela presque immédiatement.*

Chez les mineurs, M. Dujol a noté des symptômes de dépression cardiaque.

M. Paul Bert, dans l'expérience 525, a noté des pulsations accélérées mais régulières et amoindries.

M. Couty, dans ses nombreuses expériences, a toujours noté une diminution de l'ondée aortique avec accélération du pouls.

Nous-même nous l'avons remarqué dans nos quelques expériences.

Quel est le mécanisme de cette dépression du pouls avec accélération des contractions cardiaques?

M. Couty, p. 98 de sa thèse, l'explique ainsi :

« L'air arrivant au cœur, les parois des cavités droites très extensibles se trouvent donc comprises entre deux milieux à tension inégale, *et dont l'un est élastique.* Aussi l'air comprimé par la tension veineuse, qui arrive à l'oreillette, au ventricule, s'y dilate, augmente de volume ; mais à mesure que l'équilibre intra et extra auriculaire tendait à s'établir par cette dilatation, l'équilibre auriculaire et veineux cesse, et il afflue par la veine-cave dilatée ainsi et béante de nouvel air, à tension plus forte, qui se dilate à son tour, et ainsi de suite jusqu'à ce que la force de résistance des parois auriculo-ventriculaires distendues fasse équilibre à la force élastique de l'air. Les pressions ne sauraient s'égaliser entre ces deux vases thoraciques et veineux non communiquants, et c'est cette différence constante intra et extra cardiaque qui crée la distension. »

J'avoue ne pas bien comprendre, à moins que M. Couty n'ait voulu dire ceci :

Le sang ne peut se collecter que dans le cœur droit pour le systène veineux, car c'est le seul endroit de l'arbre veineux où la tension soit même négative dans les mouvements d'inspiration de la cage thoracique.

M. Couty admet alors une insuffisance tricuspidienne consécutive à la dilatation, opinion que n'admet pas M. François Franck (Soc. de biologie, mai 1877).

Mais nous pouvons nous en passer, il nous suffit de savoir qu'il y a un trouble capital dans la circulation qui se traduit *par de la dépression, c'est-à-dire une circulation insuffisante*.

Nous nous l'expliquons par ce fait que le cœur ne contenant plus du sang pur, mais du sang mêlé d'air, il se contracte alors sur quelque chose de compressible. Le cœur ne transmettra plus qu'une impulsion amoindrie, à la colonne sanguine. Le cœur gauche étant intimement lié dans ses fonctions physiologiques avec le cœur droit, l'ondée aortique subira une dépression et de là un ralentissement de la circulation malgré l'accélération apparente des mouvements du cœur. *Le cœur est accéléré parce qu'il bat un peu à vide.*

Le cœur droit renfermant du sang spumeux, enverra aux capillaires pulmonaires des bulles d'air qui, amèneront des troubles par obstruction, pulmonaires, *aussitôt après* les troubles cardiaques.

Jusqu'à présent, nous nous expliquons pourquoi les accidents mettent un certain temps avant d'apparaître, pourquoi on observe en premier lieu des accidents de la circulation et ensuite des symptômes d'asphyxie.

L'impulsion aortique une fois amoindrie, le cœur droit étant dilaté par du sang spumeux dont il ne peut se débarrasser, il en résulte forcément de la stase dans le système veineux. Nous avons d'autre part une asystolie cardiaque par lésion physique du liquide en circulation, c'est-à-dire par *substitution brusque d'un gaz au sang* dans les cavités droites et distension directe de ces cavités.

Nous avons actuellement un trouble matériel (distension) dans le cœur droit et un trouble fonctionnel dans le cœur gauche. Continuons à observer ce qui s'en suivra.

Cette asystolie brusque, aiguë, produit un grand ralentissement de la circulation et conséquemment de la nutrition des éléments anatomiques.

Le premier effet de *ce ralentissement aigu de la nutrition* se fera sentir sur le cerveau qui est chez l'homme l'organe le plus sensible. De là les syncopes et lipothymies que nous observons. Tous ces troubles sont très semblables à ceux que procure une anémie aiguë ou une ischémie des centres nerveux.

Puis viendront les troubles d'origine bulbo-médullaires avec les symptômes *dyspnéiques et accélération primordiale des mouvements respiratoires.*

A ce moment là ou même un peu après chez l'homme, apparaîtront des troubles du fonctionnement de la moelle toujours par ischémie.

M. P. Bert a fort bien remarqué que c'est dans les membres inférieurs que débutent toujours les accidents paralytiques, mais il n'en tente aucune explication. Il dit seulement que c'est peut-être parce que les membres inférieurs fournissent plus de travail que les membres antérieurs, idée qui a déjà été émise par Gal dans sa thèse pour expliquer les paraplégies des scaphandriers. Il nous semble plutôt que c'est dans la disposition anatomique de la vascularisation de la moelle qu'il faut chercher la vraie explication. En effet, un chat qui saute hors de l'appareil après la décompression fait autant d'efforts avec ses pattes de devant qu'avec ses pattes de derrière, et cependant, c'est toujours le train postérieur qui se paralyse.

Voici ce que nous dit Sappey sur la vascularisation de la moelle :

« Au dos et aux lombes, les artères spinales postérieures au nombre de deux qui viennent de la vertébrale, sont prolongés par les rameaux spinaux des branches pariétales de l'aorte. De ces deux artères mesurant toute l'étendue du prolongement rachidien, partent une multitude de ramuscules qui se répandent sur l'enveloppe névrilématique de la moelle épinière et qui plongent ensuite dans son épaisseur *en suivant les racines des nerfs rachidiens correspondants.*

L'artère spinale antérieure, unique, part aussi de la vertébrale. Elle serpente sur la face antérieure du bulbe rachidien. Après s'être unie à celle du côté opposé, elle descend sur la moelle épinière, la parcourt dans toute sa largeur et accompagne son prolongement terminal jusqu'à la partie inférieure du canal sacré.

Au dos les artères intercostales viennent la renforcer, et aux lombes les lombaires. Parmi les ramuscules que donne le tronc médian de la spinale antérieure, les uns se perdent dans la pie-mère rachidienne, les autres plus volumineux pénètrent dans le sillon antérieur de la moelle épinière et se perdent dans son épaisseur.

Sappey nous apprend ailleurs que les affluents des vaisseaux des spinales antérieures et postérieures lui arrivent par les trous de conjugaison en suivant les racines nerveuses. Cela veut dire *que l'incidence de ces rameaux sur les troncs des spinales et plus ou moins perpendiculaire et même se portent obliquement de bas en haut en formant un angle obtus.*

Il résulte de cette disposition que l'impulsion sanguine s'y propage d'une manière rétrograde. (1)

(1) Duret. Arch. de physiologie normale et de pathologie, p. 97, 1873.

Comparons la situation de l'artère spinale antérieure par rapport à la moelle à la situation de l'aorte par rapport à la colonne vertébrale.

Les artérioles qu'elle envoie dans la moelle sont comparables aux artères intercostales qu'envoie l'aorte. Leur incidence est aussi à angle droit, on sait que l'impulsion y est minime.

Pour la moelle cette disposition anatomique est heureuse pour conserver l'intégrité d'éléments aussi délicats. Ils ne pourraient pas plus subir un choc direct du cœur ou de l'aorte que ne le subissent les éléments anatomiques du cerveau.

On sait en effet que la carotide interne décrit plusieurs sinuosités dans la base du crane avant d'aborder le cerveau. Mais quand la circulation est ralentie, comme dans le cas de présence d'air dans le sang, *c'est aussi dans cette région dorsale de la moelle qu'elle l'est le plus*, et comme les éléments nerveux sont ceux qui souffrent le plus vite de l'ischémie ou de la stase sanguine, c'est par des troubles médullaires que se traduisent les premiers symptômes nerveux (1).

Jusqu'à présent nous avons vu que la présence

(1) Vulpian et Dict. de Dechambre, art. Anémie de la moelle de Émile Bertin. T. VIII, p. 642. Bertin résume la vascularisation de la moelle en ces mots : d'assez gros vaisseaux artériels rampent dans la pie-mère ; au centre les veines de Clarke, sur la dure-mère les grands canaux veineux enlèvent pour ainsi dire d'emblée le contenu des capillaires.
Mais lorsque l'impulsion cardiaque est diminuée par une

d'air dans le système circulatoire ne se manifestait immédiatement par aucun symptôme, le premier trouble appréciable qui survient est *un abaissement de la tension sanguine*, puis le premier trouble consécutif *est une accélération respiratoire*, ensuite *syncope* ou paraplégie, puis viendront *les troubles bulbo médullaires*, convulsions, évacuations d'urine, matière fécale, dilatation de la pupille. *La respiration d'accélérée deviendra rare, profonde, apoplectique.*

Il est évident que dans les cas très brusques, ces symptômes peuvent passer inaperçus, ou bien l'un d'entre eux peut faire défaut. Tous ces symptômes peuvent être passagers, j'ai vu un mineur qui avait des syncopes passagères, Gal a vu des troubles passagers chez les scaphandiers, mais si l'arrêt nutritif se prolonge, il devient définitif, *le cerveau meurt le premier*, c'est-à-dire il y a cessation des convulsions, puis vient la mort du bulbe qui se traduit symptomatiquement par l'arrêt des muscles respiratoires.

L'arrêt respiratoire est le dernier phénomène constaté par un examen superficiel. Et cependant l'animal n'est pas complètement mort, le cœur se contracte encore (expérience 525 de P. Bert, et je

cause quelconque, présence de l'air dans les cavités droites par exemple, il y a ischémie artérielle et stase veineuse. Ces deux causes concourent à faire souffrir l'élément nerveux.

L'ischémie artérielle ne lui apporte plus assez d'excitant (oxygène), et la stase veineuse ne le débarrasse pas de ses produits excrémantitiels (acide carbonique, urée créatinine).

l'ai constaté aussi dans les expériences où je faisais l'autopsie immédiatement après la cessation de la respiration).

Le grand sympathique et les ganglions cardiaques ne meurent qu'après le système central. Ces ganglions meurent par la même cause que le système central, par manque de leur excitant normal l'oxygène, qui aurait dû leur être apporté par le sang.

Le cœur est donc bien l'ultimum moriens.

Le trouble primitif, mécanique, ralentissement circulatoire, est invariable, mais les accidents généraux consécutifs peuvent varier essentiellement avec l'espèce et même l'individu considéré. Ainsi, chez l'homme, on observe beaucoup plus souvent et plus vite des accidents cérébraux et paralytiques que chez les animaux d'après cette loi de Vulpian : L'influence du cerveau sur les mouvements des muscles volontaires est d'autant plus grande que l'animal appartient à une espèce plus élevée.

Plus un être est élevé dans l'échelle animale, plus les fonctions sont intimement dépendantes les unes des autres. L'homme étant sans contredit au sommet, sera le plus vite et le plus profondément troublé dans son organisme quand une seule de ses fonctions sera touchée (1).

Si les mineurs ont relativement peu de troubles paraplégiques, c'est que les fonctions plus essen-

(1) Travail de Steiner. Acad. des sciences de Berlin, 7 janvier 1887.

tielles sont entravées avant que les troubles paraplégiques aient le temps de survenir. Il n'y a pas de raison pour que le ramollissement de la moelle consécutive à cette anémie circulatoire commence par une région plutôt que par une autre. Le centre respiratoire doit être pris en même temps que le centre ambulatoire.

Quand chez les mineurs ou scaphandriers il y a eu des lésions consécutives non mortelles et persistantes, c'est qu'il y a eu nécrobiose lente de certaines parties de la moelle seulement.

Nous pensons que tous ces troubles nerveux observés dépendent bien plutôt d'une ischémie des éléments nerveux que d'une hémorrhagie capillaire au sein de ce tissu. Les autopsies de P. Bert n'ont jamais constaté d'hémorrhagie et notre théorie concorde davantage avec cette opinion.

L'hémorrhagie capillaire ne doit survenir dans le cas de ralentissement de la circulation que secondairement, *lorsque les parois des capillaires sont devenues altérées par ralentissement de leur nutrition.*

Le ramollissement de la moelle que l'on observe peut aussi bien être la conséquence de la nécrose provenant de l'ischémie de la moelle que de l'hémorrhagie capillaire.

La théorie de la décompression brusque comme cause des accidents nerveux observés chez les mineurs ainsi que nous venons de l'exposer nous paraît admissible.

Elle nous *explique les symptômes observés jusqu'à présent. De plus elle nous explique leur apparition tardive, leur succession et enfin leur pronostic* très grave.

Nous avons vu en effet que presque tous les mineurs comme les scaphandriers qui sont pris de ces symptômes d'asphyxie succombent subitement.

CHAPITRE V

DÉDUCTIONS THÉRAPEUTIQUES (1)

Nous venons de voir qu'on remarque premièrement des accidents d'*origine mécanique, c'est-à-dire purement physiologiques.* Il faudra leur opposer des moyens agissant mécaniquement. Ce sont :

1° La saignée.

2° La recompression et décompression lente.

Secondairement, il survient des accidents d'*origine chimico-biologique, c'est-à-dire d'échanges nutritifs.* Il faut leur opposer des moyens agissant chimiquement à condition *toutefois que le sang circule toujours un peu.*

(1) Nos déductions thérapeutiques sont passibles d'un reproche : elles manquent du contrôle de l'expérience. Mais pour nous, la seule manière rationnelle pour effectuer des expériences concluantes sur ce sujet, serait de les instituer dans une galerie de mine abandonnée. On capterait le grisou d'un soufflard, et l'on produirait une explosion avec l'étincelle électrique.

On ferait entrer des animaux dans la galerie, et l'on pourrait observer les symptômes, effets thérapeutiques, et faire aussi quelques autopsies. Un laboratoire avec ses petites pompes pneumatiques ne peut expérimenter que sur de tout petits animaux, et, encore, n'est-on jamais dans des circonstances identiques à celles du mineur.

Ce sont :

1° Des inhalations d'oxygène.

2° La transfusion avec du sang défibriné ou de l'eau salée.

3° Du café pour stimuler le cœur.

4° Enfin de l'acétate d'ammoniaque pour éliminer l'acide carbonique qui s'accumule dans le sang par les déchets nutritifs.

L'air accumulé brusquement ou lentement dans le ventricule n'en disparaît que peu à peu. (P. Bert.)

L'oxygène disparaît assez rapidement, absorbé qu'il est par l'hémoglobine, mais il reste l'azote et probablement l'acide carbonique dégagé par suite de la fixation de l'oxygène.

Mais en tous cas, cet azote ne disparaît que lentement, cette élimination ne sera facilitée que par son brassage dans du sang nouveau. Et l'azote étant peu soluble, il faudra lui donner issue par une saignée qui abaissera en même temps la *tension veineuse*, et diminuera la stase sanguine.

La saignée agira ainsi directement sur le trouble cardiaque, elle ranimera les contractions du cœur, cela est démontré par des faits dus à M. Vulpian.

Elle peut se faire même sur une veine quelle qu'elle soit.

La saignée, en changeant les conditions mécaniques de la contraction cardiaque, peut faire cesser les accidents et ramener à la vie l'animal dont le cœur comme le cerveau avaient cessé de fonctionner.

On a donc toujours le temps d'agir pourvu que l'on observe les accidents.

Pour faire disparaître les bulles d'air dégagées dans le sang, P. Bert et M. Reynaud ont proposé la recompression avec décompression lente. Certainement ce moyen est excellent. P. Bert l'a prouvé, mais il demande une installation, il est peu pratique, et on est rarement dans des circonstances à pouvoir l'employer.

La transfusion de sang défibriné ou d'eau chlorurée sodique dans les proportions du sérum artificiel nous semble devoir être une bonne chose.

Premièrement, c'est une saignée, puis un sang non mélangé d'air qui va substituer un sang surchargé d'azote et d'acide carbonique.

Les inhalations d'oxygène (*P. Bert*) sont le remède le plus pratique et le meilleur après la saignée. La circulation est ralentie et l'élément anatomique est en danger de mourir par manque d'oxygène. Il est naturel qu'on doit lui en former artificiellement. Mais cet oxygène ne sera utile que si la circulation existe encore assez pour le transporter dans tout l'organisme.

Dans tous les cas d'anémie quelle que soit sa cause, l'oxygène est indiqué et nous l'avons vu réussir. On l'a aussi donné dans les troubles de fonctionnements du pneumogastrique et de vomissements incoercibles en particulier. Donc même en ne faisant que de la thérapeutique symptomatique, l'oxygène nous semble pouvoir être d'un bon secours. C'est du reste l'excitant normal de tous les éléments anatomiques.

Enfin on donnera du café ou de la caféine pour stimuler l'action du cœur. On le donnera de préférence à la digitale qui agit trop lentement et qui s'accumule dans l'organisme.

On donnera aussi de l'acétate d'ammoniaque qui éliminera l'acide carbonique qui est en excès dans le sang par lemanque d'élimination (excréments du travail nutritif), il transforme cet acide carbonique en carbonate d'ammoniaque soluble qui s'élimine facilement.

CONCLUSIONS

Il nous est très délicat de formuler des conclusions.

Une conclusion est en effet une affirmation et nous n'avons guère le droit d'affirmer une théorie que nous ne faisons que proposer en la défendant.

Cependant je me permettrai d'affirmer :

1° Que le mineur, lors d'une explosion de feu grisou, subit une compression et une décompression brusque, qui fait varier la pression qu'il supporte d'au moins 6 à 7 atmosphères.

2° Les accidents nerveux consécutifs nous paraissent, d'après leurs symptômes et leur moment d'apparition, devoir être en grande partie rapportés à cette cause, savoir : *à celle d'embolies gazeuses ralentissant le cours du sang et amenant ainsi un ralentissement aigu de la nutrition des éléments anatomiques. Ce ralentissement aigu de la nutrition devient cliniquement apparent par les symptômes d'asphyxie dès qu'il touche les éléments nerveux du bulbe.*

3° Comme il y a d'autres facteurs qui entrent en jeu dans ces circonstances, il est difficile de limiter exactement les effets de la seule décompression brusque. Pour cela il faudra absolument des observations nouvelles avec une symptomatologie plus précise que celles que nous possédons.

4° Tous les symptômes dûs à la décompression brusque s'expliquent par un trouble mécanique produit par une *insuffisance fonctionnelle cardiaque* qui occasionne une stase sanguine. Dans ce cas le processus pathologique est le même que dans les cas d'intoxication et d'asphyxie par CO où les symptômes s'expliquent par une *insuffisance fonctionnelle globulaire* du liquide sanguin.

La succession des symptômes morbides est la même, mais le moment de leur apparition est plus tardif. Les symptômes eux-mêmes présentent quelques particularités touchant leur localisation, leur intensité et leur pronostic.

Avant de terminer, je voudrais consacrer quelques mots, au travail de M. Granjon-Rozet sur le même sujet et qui, dans la *Loire Médicale* de mai et juin 1887, conclut en ces termes :

« Il ne faut rechercher l'explication des accidents observés chez les mineurs après un coup de grisou ni dans les effets de la compression brusque, ni dans les effets de la décompression brusque ; nous croyons l'avoir suffisament démontré. »

Il ne l'a pas suffisamment démontré. En effet, M. Granjon a fort bien observé lui-même des scaphandriers et leurs accidents consécutifs, et parce qu'il ne trouve pas des symptômes identiques chez les mineurs qui, ainsi que je l'ai dit, sont dans des conditions différentes, il en conclut que les accidents des mineurs ne peuvent être attribués à la même cause. Cette conclusion n'est pas permise. M. Granjon paraît peu s'être occupé des conditions dans lesquelles sont placés les mineurs.

Il dit encore plus loin. « Il faut rendre à César ce qui appartient à César, et attribuer au feu les victimes du feu. »

Il l'affirme, mais il n'avance aucune preuve. Au contraire il admet lui-même qu'il y a beaucoup de mineurs chez lesquels on ne constate aucune trace de brûlure, et cependant la brûlure est l'accident pathognomonique des lésions par le feu.

M. Granjon attribue la mort à l'asphyxie.

Mais le mot asphyxie en physiologie pathologique ne précise rien ; il y a plusieurs espèces d'asphyxie. L'asphyxie n'est qu'un syndrôme clinique, ce n'est ni une maladie, ni un accident. La cause de l'asphyxie varie dans chaque cas.

L'asphyxie n'est qu'une phase de l'agonie quelle qu'elle soit.

Son acte intime réside bien plutôt dans le sang que dans un organe spécial tel que le cœur, le poumon, la bulbe ou le cerveau.

Rien n'est plus élastique que le mot asphyxie pour expliquer la mort dans quel cas que ce soit.

M. Granjon consacre toute la 2e et 3e partie de son travail à étudier :

1° Les effets de la décompression brusque, à partir de plusieurs atmosphères ;

2e Les effets de la décompression au-dessous de la pression normale.

Il prend toujours ses observations sur les scaphandriers ou chez M. P. Bert.

J'ai démontré qu'il ne faut pas vouloir limiter dans le cadre de la compression ou de la décompression, certains symptômes ou accidents. Ce ne sont que deux états relatifs à une pression à laquelle l'organisme est habitué. Il n'y a que la *variation de pression* et surtout la *brusquerie* qui signifie quelque chose pour la production des embolies gazeuses. Il faut 6 à 8 atmosphères de variation brusque pour que les accidents apparaissent chez l'homme. La brusquerie de la variation dépend de chaque circonstance, mais devient inappréciable dans les cas dits instantanés.

Le scaphandrier comme, les chiens de P. Bert sont dans des conditions différentes que le mineur, par rapport à leur pression habituelle, c'est-à-dire à la pression à laquelle est habitué leur organisme avant l'expérience. Cela n'a qu'une petite importance pour faire varier la quantité de gaz de sang. Mais surtout chez le mineur, le *temps* de compression est différent, le *temps* de décompression est différent. Il est presque instantané. On comprendra que les accidents consécutifs puissent être différents.

M. Granjon dit que, pour que des accidents se produisent; la condition *sine quâ non* est qu'il faut que la pression soit maintenue un temps suffisamment long.

Il aurait dû dire qu'il n'a observé des accidents que dans des cas où la pression avait été maintenue un temps suffisamment long.

Le terme *suffisamment* est vague ; il a voulu dire *long*, ou même *très-long*. C'est en effet, le cas des scaphandriers et des chiens de P. Bert. Mais cela n'est nécessaire que pour dissoudre les gaz en excès dans le sang.

Et encore pour cela faut-il des pressions supérieurs à celles que ne supportent jamais les scaphandriers. L'intoxication par l'oxigène n'arrive qu'à partir de 20 atmosphères.

Mais qui dit à M. Granjon que le sang à la pression barométrique ne renferme pas assez de gaz pour produire des embolies gazeuses, pourvu que la *variation brusque de pression* soit suffisante ? On n'en sait rien, mais c'est rationnel de l'admettre. Car si le sang ne renfermait pas des gaz en certaine quantité, il ne nous servirait pas à grand'chose pour la nutrition de nos tissus.

M. Granjon attribue la mort par décompression brusque à un arrêt instantané du cœur ou dans les accidents tardifs à une paralysie ascendante.

J'ai démontré dans ma thèse que l'arrêt instantané du cœur, à part peut-être le cas de faradisation tétanique directe du muscle-cœur, n'a jamais lieu. Le cœur est le dernier organe dont le fonctionnement s'arrête, on le voit battre sous les yeux lorsque toutes les autres fonctions ont cessé. Jamais il ne meurt primitivement. Aucune expérience ne le démontre, aucune observation n'est assez complète pour nous prouver le contraire. Il faut toujours au cœur quelques minutes à partir de l'accident causal pour qu'il s'arrête.

Maintenant qu'elle serait la cause d'une paralysie ascendante ?

Pourquoi cette paralysie serait-elle fatalement ascendante. Chez les scaphandriers on l'a observée presque toujours ascendante, chez les animaux pas toujours, mais les conditions d'expérience sont différentes. M. Granjon admet que les poisons agissent différemment sur l'homme que sur les animaux, mais il veut que l'embolie agisse la même chose chez les uns et les autres. Ce n'est pas fatal. Les lésions de l'embolie tiennent au contraire davantage que l'action des poisons aux conditions anatomiques des différentes espèces animales. J'ai tenté dans ma thèse une explication pour la fréquence des paraplégies ; on y voit que les conditions anatomiques font tout.

Il faut seulement avouer ceci :

C'est que les faits constatés sur le scaphandrier sont beaucoup mieux observés, plus précis et mieux mesurés que ceux constatés chez les mineurs. On ne trouve aucune observation un peu complète comme symptomatologie.

Elles laissent toutes de larges lacunes, par des désidérata ou des incorrections, surtout la succession des symptômes est très négligée ; mais jusqu'à présent on ne peut en aucune façon rejeter catégoriquement la théorie de la décompression brusque comme cause des accidents nerveux tardifs. Elle est au contraire à rechercher chez les mineurs.

Paris. — Typ. A. Parent, A. DAVY, succ., impr. de la Fac. de
52, rue Madame, et rue Corneille, 3.

www.ingramcontent.com/pod-product-compliance
Ingram Content Group UK Ltd.
Pitfield, Milton Keynes, MK11 3LW, UK
UKHW021011200726
13857UKWH00004B/1384

9 782012 931114